阅读成就思想……

Read to Achieve

治愈
言语虐待
从精神暴力创伤中康复

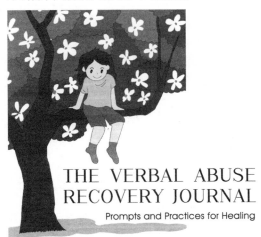

THE VERBAL ABUSE
RECOVERY JOURNAL

Prompts and Practices for Healing

[美] 斯蒂芬妮·桑多瓦尔（Stephanie Sandoval）◎ 著

潘昀彤　龚小疆 ◎ 译

蔡仲淮 ◎ 审译

中国人民大学出版社
· 北京 ·

图书在版编目（CIP）数据

治愈言语虐待：从精神暴力创伤中康复 ／（美）斯蒂芬妮·桑多瓦尔（Stephanie Sandoval）著；潘昀彤，龚小疆译. -- 北京：中国人民大学出版社，2023.2
　书名原文：The Verbal Abuse Recovery Journal: Prompts and Practices for Healing
　ISBN 978-7-300-31324-5

　Ⅰ．①治… Ⅱ．①斯… ②潘… ③龚… Ⅲ．①精神疗法 Ⅳ．①R749.055

中国国家版本馆CIP数据核字（2023）第005336号

治愈言语虐待：从精神暴力创伤中康复

［美］斯蒂芬妮·桑多瓦尔（Stephanie Sandoval）　著

潘昀彤　龚小疆　译

Zhiyu Yanyu Nüedai：Cong Jingshen Baoli Chuangshangzhong Kangfu

出版发行	中国人民大学出版社		
社　　址	北京中关村大街 31 号	**邮政编码**	100080
电　　话	010-62511242（总编室）	010-62511770（质管部）	
	010-82501766（邮购部）	010-62514148（门市部）	
	010-62515195（发行公司）	010-62515275（盗版举报）	
网　　址	http://www.crup.com.cn		
经　　销	新华书店		
印　　刷	天津中印联印务有限公司		
规　　格	130mm×185mm　32 开本	**版　次**	2023 年 2 月第 1 版
印　　张	5.375　插页 1	**印　次**	2023 年 2 月第 1 次印刷
字　　数	55 000	**定　价**	59.00 元

序言

欢迎来到一个支持、引导反省和自我宣泄的空间。我很荣幸你能阅读这本书，因为你很重要，你的安全很重要，你的幸福更重要。愿这本书能随时随地给你带去慰藉和祝福。

我叫斯蒂芬妮·桑多瓦尔，是一名持牌婚姻与家庭治疗师，也是集体空间疗法的创始人。多年来，我一直在为成年人提供个性化治疗和综合治疗，并倡导为所有人和社区提供心理健康服务。我热衷于支持个体通过治疗来进行自我探索、反思和发展。大量的培训和针对那些经历过自卑、抑郁和创伤的人的临床工作使我能够以一种人文主义的视角来发展出一种具有创造性的治疗方法。

在我多年的辅导工作中，当我开始解决自己的心理痛苦时，我第一次关注到言语虐待这个话题。青春期时，我曾被母亲言语虐待过，这是专制型教养方式的结果，在拉丁文化中很常见。当我开始我的职业生涯时，我通过采用一种反压迫的方法获得力量。成年后，随着我与母亲的关系逐渐好转，我的工作很自然地转向了代际治疗。我积极地倡导培养教育、自我反思、联结和同情，因为它们与文化、社会政治和每个人的不同需求有关。

言语虐待有多种形式，但可以总结为使用语言和其他形式的言语交流，给他人造成身体不适、精神压力和情感伤害。言语攻击可能很难识别，但它的"效果"与拳打脚踢无异——目的是诱发所期望的情绪反应。言语虐待也被称为言语欺凌或情感恐吓，这种形式的虐待是一种使用不尊重的、侮辱性的和苛刻的语言来获得或保持权力和控制的行为。不管施虐者的行为是有意识还是无意识的，都是不可接受的。言语攻击的例子包括冒犯的行为，如大喊、尖叫、咒骂、谩骂、威胁和指责。同样，关系攻击包括通过社交孤立（一个人和他人之间缺乏联结）、群体排斥（一个人和他人之间缺乏联结，这是由外部因素，如武力或另一个人的操纵导致的）和操纵关系而造成的情感痛苦。更隐蔽的言语虐待形式包括煤气灯操纵、不断地纠正、贬低性的言论、贬低性的评价和长时间的沉默。

任何人都可能遭受过言语虐待，无论是来自朋友、家人、同事，还是伴侣。那些在年轻时遭受过言语虐待或目睹过言语虐待的人往往会选择忽视它；他们可能已经将言语虐待内化为一种可接受的沟通方式。遗憾的是，这可能会对一个人的心理健康产生持久且有害的影响。遭受言语虐待的人可能会产生大量复杂的情绪，如恐惧、焦虑、不安全感、抗拒、羞辱、沮丧、羞愧、内疚和困惑。受害者通常会认为遭受虐待是因为他们做错了什么，或者因为他们的身份，甚至觉得自己活该被这样对待。重要的是要明白，没有人应该遭受言语虐待，也没有人可以幸免。

每个人从言语虐待中恢复的过程是不一样的，而这本书可以提供一个有用的途径来预测会发生什么。疗愈创伤的方法没有对错之分，也没有时间限制。现代社会经常要求快速解决问题，强调即时满足，但恢复需要耐心、纯粹的目的和对长期前景的渴望。治愈不是线性的，你需要面对期间的起伏，做好准备接受可能出现的、暂时性的挫折。

我的建议是从头到尾阅读这本书，但你可以自由地以最适合你的方式使用这些资源。老实说，辩证行为疗法（dialectical behavior therapy，DBT）是一种循证的综合性认知行为疗法，在这本书中都有提及。它强调正念、接纳和情绪调节等策略。虽然这本书能够帮助你解决各种问题，但任何持续或使你衰弱的焦虑、抑郁、创伤和其他心理健康问题都应尽快由专业医生解决。如果你意识到任何复杂的情绪或感受可能导致你伤害自己或他人，请立即寻求帮助。这本书不能代替医生、药物或其他治疗手段。寻求帮助或治疗绝对不是什么可耻的事。你并不孤单，你永远值得支持。

　　我承认，进入这个新领域需要巨大的勇气。为了真理而直面未知的不安是一种很勇敢的行为。你是自己人生故事中的英雄。你曾经遭受了言语虐待的痛苦，而现在你正朝着治愈和变得强大的方向迈出令人钦佩的步伐。你可以以阅读这本书为契机，来更全面地探索自己、更深刻地反思过去、更清晰地觉知现在、更理性地展望未来。你勇敢地书写着人生新篇章，并建造了一座强大的"地基"来承载你的一切，包括你是谁以及你将成为谁。我为你点赞！

目录

第 1 章   不要否认你的痛苦   / 1

我们与自己的关系是生活的基石，不承认痛苦
会对我们的生活产生深远的影响。

第 2 章   建立保护自己的安全界限   / 29

界限能为我们带来神圣的空间，维护我们的自
主权，允许我们定义自己是谁，并允许谁进入
我们的世界。

第 3 章　试着同情自己　/ 55

对自己的同情和善意是治愈之旅的基础。

第 4 章　重塑自尊　/ 83

健康的自尊会让我们相信自己有能力克服困难。
当我们从言语虐待中疼愈时，健康的自尊可以
帮我们恢复内在重要的自我意识。

第 5 章　与社群建立联系　/ 111

当我们因言语虐待而经历疏离时，疗愈过程的
关键部分就是与他人建立联系。

第 6 章　承诺照顾好自己　/ 135

当我们给予自己想要的照顾，而不是依赖别人
提供照顾时，我们就开始做回自己了。

结语　/ 157

第 1 章

不要否认你的痛苦

当我们承认了这个故事，我们就可以写出一个勇
敢的新结局。

布琳·布朗（Brené Brown）

《脆弱的力量》作者

当我们面对言语和情感上的虐待时，否认通常
是我们的第一道防线。在找到安全的空间之前，隐
藏无法被完全理解的创伤是一种生存策略。在某种

程度上，否认是因为我们难以承认创伤的存在。创伤真的很可怕，它使得困惑、焦虑、羞耻、不自在，包括紧张不安的感觉随时都有可能涌现出来。承认自己是受害者太难了，这等于宣告自己受到了伤害。

我们与自己的关系是生活的基石，不承认痛苦会对我们的生活产生深远的影响。在短期内，这种影响包括压倒性的绝望感；从长远来看，它会表现为焦虑和抑郁。本章将帮助你承认创伤，自我接纳，思路变得清晰，并且在找回自我的过程中提高恢复能力。

提示 1.1

当我们承认自己的创伤时，我们就进入了一个隐秘又可怕的新领域。当我们深入探索自我时，情绪智力是我们走向治愈和康复的关键基础。关于情绪和感受，你的家庭、文化和社会教会了你什么？你不愿意向别人表达什么感受？回想一下你的童年，当你向他人表达这些感受时，他们是如何回应的？

_____

_____

_____

_____

_____

_____

提示 1.2

在你从创伤中恢复的过程中，拥有一个安全的空间至关重要。请描述一下你的安全空间，它是什么么样子的呢？你如何才能进入这个安全空间？它对你来说代表什么？

_____

_____

_____

_____

_____

_____

_____

_____

_____

提示 1.3

当你承认自己的创伤时，你就承认了自己是
受害者。将当你想到"受害者"或"成为受害者"
时，脑海中浮现的消极的事情写下来——一些你知
道实际上不真实的事情。为什么它们不是真的呢？
问问你自己，是谁让你这么想的？

_____

_____

_____

_____

_____

_____

_____

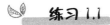 **练习 1.1**

　　情感是人类体验的核心维度。虽然"情绪"和"感受"这两个词可以互换使用，但它们本质上是截然不同的：情绪与大脑释放的神经递质和激素激活的身体感觉有关，而感受是我们对能够命名的情绪反应有意识的体验。我们必须明白，感受不是事实，而是信息，既不"好"也不"坏"。保罗·艾克曼（Paul Ekman）致力于情绪研究，他主要关注以下七种基本情绪。

感受	信息
恐惧	隐藏着危险
悲伤	即将到来的损失
愤怒	对正义和行动的迫切呼吁
快乐	即将获得的利益

续前表

感受	信息
惊喜	意料之外的事情
厌恶	污染，有害的接触
轻蔑	不合标准的行为或事物

思考以上所有感受，并写下你在过去经历每一种感受时脑海中浮现的情绪。

当我感到恐惧时，我会有这些情绪：

_____

_____

_____

当我感到悲伤时，我会有这些情绪：

_____

_____

_____

_____

当我感到愤怒时，我会有这些情绪：

_____

_____

_____

当我感到快乐时，我会有这些情绪：

_____

_____

_____

当我感到惊喜时，我会有这些情绪：

_____

_____

_____

当我感到厌恶时，我会有这些情绪：

_____

_____

_____

_____

当我感到轻蔑时，我会有这些情绪：

_____

_____

_____

_____

提示 1.4

　　心理问题所带来的羞耻感，以及社会对有心理问题者的不认同和负面看法，是如何阻止你完全承认自己的创伤的？写下这种羞耻感是如何影响你的想法、信念和行为的。是什么让你无法完全治愈自己？你怎样才能在现实生活中将这些感受排解掉？

_____

_____

_____

_____

_____

_____

提示 1.5

言语虐待可能不会在你的身体上留下伤口和伤痕，却会给你留下深深的情感创伤。感受是丰富多彩的、复杂的、迷人的，它们为人类的体验提供了背景。有时候，感受可能很复杂，因为你可以同时体验多种感受。当你审视痛苦时，它会变得更加清晰。想想最近发生的有关言语虐待的一件事情或一段经历，无论如何，它似乎都在你的脑海中挥之不去。你可以用哪三种感受来描述它？

_____

_____

_____

_____

_____

提示 1.6

承认言语虐待带来的深深的痛苦会导致我们产生恐惧感，刺激我们的神经系统，并引起"战斗－逃跑－僵住－服从"的反应。恐惧感告诉你，你现在不安全。这可能是对过去创伤的一种保护性反应。在安全的空间中认识到这些反应是很重要的。在战斗模式中，我们用攻击来应对威胁；在逃跑模式中，我们会迅速远离威胁；在僵住模式中，我们在威胁面前默默"关闭"自己；在服从模式下，我们走近威胁，试图取悦施虐者以避免冲突。写下你能识别出的反应。

_____

_____

_____

_____

🌿 **练习 1.2**

身体扫描包括密切关注身体的各个部位和身体的感觉，以一种温和而渐进的节奏，从脚趾开始，到头顶结束。当你越来越清楚自己身体的感觉，你就能够更好地识别你每时每刻的情绪。你可以经常进行这种身体扫描练习，并将其作为一种识别情绪的工具。

身体扫描

1. 闭上你的眼睛；

2. 扫描你的身体；

3. 识别身体的感觉；

4. 说出情绪的名称。

如果你感到不舒服或不知所措，身体扫描冥想可以帮助你专注于活跃的紧张点，释放多余的能量，恢复情绪平衡和内心的平静。找一个安静的、尽量没有干扰的地方来进行这种冥想练习，当你感到痛苦时，你可以把它作为一种应对工具。

身体扫描冥想

1. 脚踏实地——觉察你的身体，并通过你的平衡感与大地联结；

2. 做五次深呼吸；

3. 把注意力放在你的脚趾上；

4. 扫描你的身体；

5. 把注意力放在你的紧张感上；

6. 深呼吸，感受紧张。

不可思议的是，一旦我接受了当下的我，我就能产生改变。

卡尔·罗杰斯（Carl Rogers）

人本主义心理学家

提示 1.7

言语虐待的一个关键指标是有害的羞耻感。健
康的羞耻感是一种情绪，让我们知道自己犯了错
误，因为我们做了一些与我们的价值观不一致的事
情。有害的羞耻感是一种诱发情绪，它告诉你，你
是一个错误，这种信念会导致内心冲突、自责和低
自尊。投射是施虐者常用的一种防御机制；他们把
自己无意识的羞耻感和不愿承认的不足感投射到一
个脆弱、有同理心的人身上，这些感觉就会被这个
人内化为有害的羞耻感。描述一下你的有害的羞耻
感，以及你是如何挑战那些不真实的信念的。

_____

_____

_____

提示 1.8

有害的羞耻感经常伴随着强烈的内心批评。这个声音刺耳且粗鲁。当你犯错误的时候，你内心的批评者会告诉你哪些你知道不真实的事情？当这个声音称你的错误证明你是一个不够好的人时，你将如何挑战它呢？

_____

_____

_____

_____

_____

_____

_____

提示 1.9

当你愿意分享自己的经历时，治愈会变得更容易。在这个过程中，重要的一步是在一个安全的空间与你信任的人分享你的经历。这个人可以是你生活中的任何一个人，他有能力在不提供任何建议的情况下在情感上支持你，只是作为见证者陪伴在你身边。我强烈推荐有执照的治疗师，以及创伤幸存者支持小组。考虑一下和见证者分享你的故事。你会有什么感觉和想法？你会想到谁？

_____

_____

_____

_____

_____

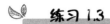

练习 1.3

　　识别自己的感受是自我调节的基础。精神科医生丹尼尔·西格尔（Daniel Siegel）博士提出的"给它命名以驯服它"是一个强大的工具，它能让你掌控自己的情感世界。当我们否认自己的感受或觉察到自己的感受时，我们的情绪会变得更强烈、更持久。当我们为一种感受命名时，它会重新激活我们的前额皮质，使我们更清晰地思考。一旦我们通过给它命名来驯服它，就会创造出一个空间来应对压倒性的情绪。

　　写下你最近的感受。

　　_____

　　_____

　　_____

　　_____

在为你的感受命名之后，想想你该如何应对这种情绪，并在痛苦的时候运用你的五种感官来联结你自己的滋养部分。关于这个练习的一个重要提示是：成长和痛苦可以同时存在。写下每种感官的活动，并把它们作为练习的工具。

嗅觉：例如，找到一种能让你平静下来的气味。

———————————————————————

———————————————————————

触觉：例如，用柔软的毯子把自己裹起来。

———————————————————————

———————————————————————

味觉：例如，嚼你最喜欢的口香糖。

———————————————————————

———————————————————————

听觉：例如，播放你最喜欢的歌曲。

_____

_____

视觉：例如，看你最喜欢的电影。

_____

_____

提示 1.10

　　言语虐待可能不会在身体上留下伤口和伤痕，却会给你留下深深的情感创伤。有时，你的感受可能很复杂，因为你可能同时体验多种感受（例如，

疼痛，在审视后会变得更清晰)。想想最近发生的
有关言语虐待的一件事情或一段经历，无论如何，
它似乎都在你的脑海中挥之不去，它是什么？说出
你当时的三种感受。反思之后，你有何感受？有什
么想法？

_____

_____

_____

_____

_____

_____

_____

_____

_____

提示 1.11

为一段虐待关系的结束感到难过可能很复杂；令你难过的不只是这段关系的结束，还有你相信可以控制的那部分自我。想想在这段关系中，帮助你生存下来的那部分自我。你相信的是什么？这些信念是如何影响你的行为的？随着你在疗愈过程中意识到这一点，当你恢复时，你会采纳什么新的信念呢？

_____

_____

_____

_____

_____

_____

提示 1.12

　　悲伤没有时间表。压倒性的情绪会令人烦恼。屈服于你的感受、任由它摆布可能会让你暂时舒服一些，但生活和责任会打破这种舒适。给悲伤安排一个时间表是一种拆分痛苦、增强你管理情绪的信心的有效方法。当你在实践中运用这种方法时，你可以确认那些开始涌现的感受，同时温柔地提醒自己，你有一段充足的时间来陪你的悲伤坐一坐，并让它得到它应得的关注。如果你能挤出时间来悲伤，那你将如何在日程表中安排它？

_____

_____

_____

_____

练习 1.4

　　当你承认自己受伤时，你就承认了一些神圣的东西——一些需要被尊重、保护和关心的东西。你可能会觉得自己已经跌到了谷底，看不到向上的路。我向你保证，这条隧道的尽头会有一束光，因为你可以边受伤边成长。这是整个疗愈过程的一部分，你并不孤单。当你因受伤而痛苦时，艺术可以是一种很好的表达方式，也可以是一种帮助你找到痛苦的意义的方式。你可以创作一幅拼贴画或素描来描绘你受的伤。

提示 1.13

当你勇敢地面对自己所经历的痛苦时，就会产生一种强大的自我意识。通过尊重创伤，摒弃那些早已过时的限制性信念，对自己的感受自信起来，你已经向自己展示了你拥有多么令人难以置信的复原力，这是一件值得你骄傲的事情。接受能给你带来自由，这是你人生故事中一个篇章的结束。你现在已经准备好以新的叙事方式开始新的篇章。你会给疗愈过程中这一新的篇章起个什么名字呢？想象一下这个新的篇章会是什么样子。

_____

_____

_____

_____

我确定

我值得被保护。

我的痛苦很重要。

第 2 章

建立保护自己的安全界限

边界使自由成为可能。

罗伯特·奥古斯都·玛斯特斯

（Robert Augustus Masters）

《情绪亲密：唤醒 19 种情绪的隐秘力量》的作者

当你开始处理你的被虐待经历时，你可以通过觉察自己的需求和价值观来获得一种新的自我赋权感。当你关注自己的内心时，你可以通过对施虐者设定界限，给自己留出疗愈所需的空间。界限能为我们带来神圣的空间，保护和维护我们作为个体的自主权，允许我们定义自己是谁，以及我们允许谁进入我们的世界。在决定你如何将自己的想法、感受和情绪与他人的区分开时，界限是一个至关重要的工具。在设定合理的界限时，只有你能为自己提供所需的内在安全——没有人能帮你做到这一点。

一开始，这可能会让你觉得不太舒服，但当你设定界限并将其融入你的生活时，你就会夺回自主权，保护自己免受进一步的虐待。本章会帮助你学习如何建立界限。

提示 2.1

原生家庭在心理健康方面往往起着重要且关键的作用。回想一下你的童年和青少年时期。在你的家庭生活中存在着哪些界限？这些界限有没有太僵化、太松动，还是根本不存在？它们是一致的还是不一致的？你的家人是如何看待这些界限的？

_____

_____

_____

_____

_____

_____

_____

_____

提示 2.2

当你考虑设定界限时，你内在的哪些想法使你
产生了内疚感（例如，界限会威胁到我的人际关
系；界限会让别人无法接受；设定界限是自私的表
现；等等）？

_____

_____

_____

_____

_____

_____

_____

_____

提示 2.3

当你在未来设定界限时，哪些新的信念可以赋予你力量并让你感到自信（例如，界限是自尊的一种形式；界限会治愈我；界限可以帮助我建立自尊；等等）？

_____

_____

_____

_____

_____

_____

_____

_____

练习 2.1

　　当你开始了解界限时，首先识别你的恐惧是至关重要的。写下你想到的五件令人恐惧的事。之后，重新审视这个提示，写下更多令你恐惧的事，因为它们会在你的疗愈过程中突然出现在你的脑海中。在你接下来的康复过程中，时不时地回顾你的恐惧，并以一种肯定和支持的方式挑战它们。

_____

_____

_____

_____

_____

_____

_____

提示 2.4

　　从言语虐待中恢复需要你重新审视你的价值观，并强化你的自我认同感。界限能够帮助你恪守你的价值观，从而使你与你内在的真实相联系。价值观是我们内心关于如何与世界、他人和自己互动和联系的渴望。写下你想到的 15 种价值观。记住，不是每个人都拥有相同的价值观，这不是一个测试。

_____

_____

_____

_____

_____

_____

提示 2.5

对你来说，写下自己的价值观是什么感觉？写下你当下的想法、感受和情绪。

_____

_____

_____

_____

_____

_____

提示 2.6

有时，我们所持的价值观与适合我们的东西并

不一致。我们的社会、文化、家庭和其他因素可能
在我们的成长过程中产生了很大的影响，导致我们
内化了不一定属于自己的价值观。写下你所处的社
会的价值观。你的文化重视什么？你的家庭重视什
么？你内化了哪些价值观？审视这些价值观之间的
关系，以便清晰地认识并洞察你在生活中可能采用
的限制性信念。

_____

_____

_____

_____

_____

_____

_____

_____

练习 2.2

发现自己真正价值的重要一步是了解内在价值和外在价值。内在价值追求的是内在奖励,外在价值则以外部认可或外部奖励为核心。理解这一区别可以帮助你明确前进的方向。你可以使用下面的清单来识别内在价值,并在空白处填入你目前拥有的其他内在价值。将它们按照对你的重要性从1到10进行排序。请记住,价值观没有对错之分。

内在价值追求的是以下值得追求的价值:

- 与朋友和家人的关系;

- 与大自然的联系;

- 关心他人;

- 自我接纳;

- 社会公正;

- 创造力。

　　情感自卫……当你在生活中设定更健康的人际关系标准时，有些人会认为你这是在针对他们。那是他们的问题，与你无关。你不是要疏远他们，而是为了拥有属于自己的空间。这是界限，而不是恶意。

史蒂夫·马拉博利（Steve Maraboli）

励志演说家

提示 2.7

　　你在什么时候需要界限？关注你的情绪，倾听你的感受。当你觉察到你的情绪时，你可以利用这些信息来确定你的感受。在你的生活中，你在何时因顾及他人的感受而忽视了自己的感受？又在何时期望他人忽视自己的感受来顾及你的感受？

　　_____

　　_____

　　_____

　　_____

　　_____

　　_____

　　_____

提示 2.8

　　一旦你专注于自己的情感世界，你就可以命名这种感受，并运用注意力的力量来驯服它。当你注意到不舒服的情绪出现时，这可能是一个明确的信号，表明你的界限被侵犯了。你可能会注意到你的身体变得紧张和发热，这让你用语言表达你的愤怒。随着情感虐待造成的创伤逐渐愈合，你与愤怒的关系将发生变化。你会如何描述你目前与愤怒的关系？你的成长经历会如何影响你应对愤怒的方式？

_____

_____

_____

_____

_____

提示 2.9

　　作为言语虐待的受害者，当你觉得自己受到了侮辱时，你可能会对自己而不是施虐者感到愤怒。想想当你遭受言语虐待并对自己感到愤怒的时刻。描述一下当时的情况、你当时的感受，以及你的想法。然后把你的感受作为信息，写下你现在如何看待这种情况。

_____

_____

_____

_____

🌿 **练习 2.3**

当你第一次开始设定界限时，感到困惑、羞愧和内疚是正常的。了解界限传达了你作为一个个体独立于他人的权利，可以帮助你重新梳理你的想法。学习、了解并相信你作为一个人所拥有的权利。在纸上写下这些权利。站在镜子前，默念每一项权利。然后抬头看着自己，自信地大声重复每一项权利。你想重复多少次就重复多少次。

- 我有权受到尊重。
- 我有权发表自己的意见。
- 我有权表达自己的感受。
- 我有权坚持自己的价值观。
- 我有权不同意他人的意见。
- 我有权获得信息。
- 在同意一项请求之前，我有权先了解请求的内容。

- 我有权毫无愧疚地说"不"。

- 我有权要求满足我的愿望和需求。

- 我有权与他人设定合理的界限。

- 我有权远离冲突。

_____

_____

_____

_____

_____

_____

提示 2.10

　　在建立界限时，你需要了解自己的身体、情感和心理界限。我们的界限是我们说"好的"和"不"的守门员，掌握这项技能需要时间。对他人说"不"似乎让我们很为难，特别是当我们想取悦他人时。写下你对拒绝他人和对他人设限的想法和感受。你认为这些想法和感受来自哪里？你怎样才能挑战它们呢？

_____

_____

_____

_____

_____

_____

提示 2.11

施虐者经常在人际关系中使用被动、被动攻击和攻击性的沟通方式。这可能使受害者容易接受施虐者投射在他们身上的羞耻感——这种羞耻感源于他们未经处理的痛苦。在设定边界时，你可以使用"我"来确认你的独立性。以"我"作为主体的陈述是一种坚定自信的沟通形式，比如：

当你大喊大叫时，我感到害怕，我希望你能小点声和我说话，这样我才能听到你要说的话。

想一想让你感到愤怒、悲伤和害怕的情况，练习以"我"作为主体的陈述。完成后，反思一下你对这个练习的感受和想法。

1. 当＿＿＿＿＿＿＿，我感到＿＿＿＿＿＿，我
更希望＿＿＿＿＿＿＿＿＿＿＿＿＿＿＿＿＿＿。

2. 当＿＿＿＿＿＿＿，我感到＿＿＿＿＿＿，我
更希望＿＿＿＿＿＿＿＿＿＿＿＿＿＿＿＿＿＿。

3. 当＿＿＿＿＿＿＿，我感到＿＿＿＿＿＿，我
更希望＿＿＿＿＿＿＿＿＿＿＿＿＿＿＿＿＿＿。

4. 当＿＿＿＿＿＿＿，我感到＿＿＿＿＿＿，我
更希望＿＿＿＿＿＿＿＿＿＿＿＿＿＿＿＿＿＿。

提示 2.12

当你设定界限时，注意你的表达方式并表现出自信是很重要的。在传达信息时，注意你的肢体语言和语气。写下什么可以帮助你坚定立场并表现出自信。

_____

_____

_____

_____

_____

_____

练习 2.4

　　想想过去你同情一个辱骂你的人的情形。要知道，你之所以无法设定界限，是因为你不知道界限是什么。现在，请以一种温暖和支持的方式给过去的自己写一封信。你会如何以一种支持的方式确认你过去的感受？你如何才能让过去的自己知道，其实你可以做到既同情他人又坚守自己的界限？你会用什么样的话语来鼓励自己？

　　_____

　　_____

　　_____

　　_____

　　_____

　　_____

提示 2.13

　　如果你经历过持续的言语虐待，那么同情似乎会成为你的第二天性。同情是一种无条件的温柔的善意，是一种让你知道你能体会另一个人的痛苦并想要帮助他的感觉。通常情况下，同情会掩盖合理的愤怒，导致界限松动或消失。宽广的胸怀需要更宽广的界限。设定界限的一个重要步骤是要明白，你可以同时拥有同情心和坚定的界限，可以同时感受到同情和愤怒。你是如何体验到同情的？写下一个关于同情弊大于利的情况。

_____

_____

_____

_____

我确定

我了解界限的力量，
当我对他人设定界限时，
我是在主张并尊重真我。

第 3 章

试着同情自己

在我们生活中的所有判断中，没有什么比我们对自己的判断更重要的了。

　　　　　　纳撒尼尔·布兰登（Nathaniel Branden）
　　　　　　　　　　　　　　《自尊的六大支柱》作者

　　对自己的同情和善意是治愈之旅的基础。你要认识到，在经历了巨大的困难和苦难之后，你仍然坚挺，这是对你的韧性和力量的真实证明。

那么，当你挣扎的时候，你是如何回应自己
的？大多数人都是用自我批评和自我批判来回应
的。然而，通过提高觉察力，我们可以创造出觉察
自己所需的空间，揭示我们内心的想法和感受。

本章将帮助你成为自己最大的盟友。通过减少
自我批评、对你无法改变的东西释怀，你将学会如
何在面临挑战时支持自己。意识到我们内心的批
评，能够使我们像对亲人倾诉一样对自己说话。请
记住，在经历痛苦时，你值得被温柔以待。

提示 3.1

可能没人教过你要同情自己。回想一下你的童
年，写下你早期自我同情的经历。当你想到自我同

情的时候，你会想到哪些负面的观点？它们是从哪
里来的？既然你知道了自我同情的重要性，那么你
可以采纳哪些新的观点来支持你康复呢？

_____

_____

_____

_____

_____

_____

提示 3.2

观察那些同情他人的榜样，有助于你培养对自
己的同情心。想想你身边富有同情心的人都有谁？

写下他们身上令你钦佩和欣赏的五个特征以及你想
要学习的地方。

_____

_____

_____

_____

_____

_____

提示 3.3

看到一个亲密的朋友或亲人处于痛苦之中，会
让我们产生许多不同的感受和想法。当你关心的人
遭受痛苦时，你通常如何回应他们？想想你的感

受、你的想法和你说的话。

_____

_____

_____

_____

_____

_____

练习 3.1

　　完美主义会助长你的内心批评。"完美"对你来说意味着什么？你过去有没有感受过来自他人、文化或社会的压力，要求你以某种方式行事、思考、感受或成为某种人？在你年轻的时候，别人是否对你有很高的期望？如果是，这些期望是什么？

现在你内化了哪些会限制你的期望？写下你目前对
自己的五个期望。

1. 期望：_____

这个标准是否合理？_____

它从何而来？_____

如果这个标准是不现实的，那么更合理的期望
是什么？

_____

_____

_____

_____

_____

2. 期望：_____

这个标准是否合理？_____

它从何而来？_____

如果这个标准是不现实的，那么更合理的期望

是什么?

_____

_____

_____

_____

3. 期望:_____

这个标准是否合理? _____

它从何而来? _____

如果这个标准是不现实的,那么更合理的期望

是什么?

_____

_____

_____

_____

4. 期望:_____

这个标准是否合理? _____

它从何而来？ _____

如果这个标准是不现实的，那么更合理的期望
是什么？

_____

_____

_____

_____

5. 期望: _____

这个标准是否合理？ _____

它从何而来？ _____

如果这个标准是不现实的，那么更合理的期望
是什么？

_____

_____

_____

_____

提示 3.4

当你开始治愈之旅时，你可能很难想象你能像平常对待一个遭受痛苦的朋友或亲人那样对待自己。当你尝试想象这样做时，你会遇到什么样的挑战？

_____

_____

_____

_____

_____

_____

_____

_____

提示 3.5

　　要做到自我同情，我们就必须先承认来自内心的批评。对于一些人来说，自我批评和自我判断——也被称为我们内心的批评者——来自一种可能从过去内化的特定声音。想想你的成长经历。你的生活中是否有人非常挑剔或吹毛求疵？写下你在生活中这方面的经历。

_____

_____

_____

_____

_____

_____

_____

提示 3.6

我们内心的批评者总是以"本应该""本可以""应该"的说话方式而被诟病。例如,"我本应该用另一种方法来做这件事""我本可以用不同的方式做这件事,如果我这么做了,就能做得更好"。回想一下你遭受言语虐待的经历。写下你内心的批评者"本该如此,本可如此,能够如此"的絮絮叨叨。

_____

_____

_____

_____

_____

_____

练习 3.2

挑战你内心的批评者需要时间、努力和提醒。分别在不同的便签上写下 10 个发自内心的温柔提醒，并将它们贴在你生活空间的各个角落，用以挑战你内心的批评者。

1. 对自己说话的方式很重要，我选择温柔地对自己说话。

2. 不好也没关系。

3. 我比我想象的更坚强。

4. 我比我想象的更勇敢。

5. 我正在尽我所能，我为自己感到骄傲。

6. 这不是我的想法，也不是我的感觉。

7. 关关难过关关过。

8. 我知道这很痛苦，但我比我的痛苦更重要。

9. 我只是个普通人，我并不孤单。

10. 我允许我的痛苦情绪存在，我知道它们会过去的。

如果要你想出一个温柔的提醒，并将它作为口头禅，那它会是什么？

_____

_____

自我同情是一种善意的实践，而不是良好的感觉……有了自我同情，我们就能心平气和地接受当下的痛苦，并以善意和关怀来回应自己。记住，不完美是人类共同经历的一部分。

克里斯汀·内夫（Kristin Neff）
《静观自我关怀：勇敢爱自己的 51 项练习》作者

提示 3.7

研究表明，经历过强烈自我批评的人在学习自我同情时可能会感到焦虑。在这个过程中，当恐惧感出现时，你将如何安抚自己？当你知道这些感受是成长过程的一部分时，你会怎样善意地对自己说话？

_____

_____

_____

_____

_____

_____

_____

_____

提示 3.8

当你陷入困境时，你周围的人可能会进入"修复"模式，主动提供建议或试图帮你解决问题，而不是通过倾听你的感受来表达关心。当你感到不舒服时，那些关心你的人是否试图帮你解决问题？如果是，你收到了什么信息？你可以采纳什么新的信念来避免这种被"修复"，而用同情心来关怀自己？

_____

_____

_____

_____

_____

_____

提示 3.9

我们都有过失败和失落的感觉。当我们持续遭受言语虐待时，对自己的失望和不知所措会让我们对自己产生强烈的自我厌恶、羞耻、内疚和愤怒，这都是正常的。即使我们接受了有些事情是我们无法改变的事实，我们也很难对过去的自己产生怜悯之心。写下你认为可能的原因。

_____

_____

_____

_____

_____

_____

练习 3.3

CARE 四步冥想练习是一种向自己表达同情和用关怀来回应内心批评者的方式。想想在你遭受言语虐待的过程中一个特别具有挑战性的时刻——你内心的批评者大声疾呼的时刻。它在说什么，你有什么感受？

_____

_____

_____

_____

C（consider）：用同情的眼光来看待批评性的想法，承认自己的感受。你有哪些具有批评性的想法？你目前的感受是什么？

_____

_____

A（assert）：对批评性的想法做出善意的回应
并确认自己的感受。你如何以善意回应这种想法并
承认自己的感受？

_____

_____

R（reinforce）：用振奋人心的话语加强同情的
回应，更加爱自己。你怎样才能从倾听这种善意的
回应中获益呢？

_____

_____

E（engage）：通过行动爱自己。你现在喜欢做
什么？

_____

_____

提示 3.10

在治愈之旅中，我们很容易感到后悔和怀疑，觉得要是能早点知道这些就好了。重要的是要记住，我们已经尽力了；我们永远都不可能事先知道该怎么做。面对这些经历，以自我同情的态度，与你无法改变的事物并肩而行，你会是什么样子？

_____

_____

_____

_____

_____

_____

提示 3.11

　　学习自我同情可能是一个具有挑战性的过程。研究表明，一些人会有恐惧是因为它激活了与我们想要但没有得到的情感和关怀相关的悲伤。在经历了言语虐待的痛苦后，在寻找真相的过程中，回忆这些痛苦需要很大的勇气，给予自己从未得到的爱也是一种勇敢的行为。写下你想到的关于渴望而产生的悲伤。在悲伤的时候，你可以通过哪些方式向自己表达善意和同情？

_____

_____

_____

_____

_____

提示 3.12

感恩也是一种自我同情的方式。想想你上次感恩的时候。当时你在哪里，在做什么？想一想，列出你现在生活中感恩的五件事。

1. _____
2. _____
3. _____
4. _____
5. _____

练习 3.4

善意地提前应对是一种积极主动的练习，是受到了辩证行为疗法技巧的启发。这个练习可以帮助你为未来的某些情况做好准备，这些情况以前会导致你出现某种强烈的情绪和严苛的自我判断。用你脑海中浮现的情景来完成这个练习，并在未来类似的情景中继续使用这个练习来激活自我同情。

1. 描述一个可能会引起你内心自我批评的情况。你的感受是什么，你内心的批评者会对你说什么？

_____

_____

_____

_____

2. 你将如何回应你内心的批评者，并确认你的感受？你会说什么？

_____

_____

_____

_____

3. 确保你在一个安全的空间里。闭上眼睛，尽可能生动地想象当时的情况。

_____

_____

_____

_____

4. 在脑海中演练你对这种情况的反应，以温和且有效地应对。

_____

_____

_____

_____

提示 3.13

　　善良可以是深思熟虑的，也可以是即时产生的。当你对某人某事产生同情时，你就会表现出善良。回想一下你的治愈之旅，看看你已经走了多远。你会用温和的语气对自己说些什么？在治愈之旅中，你如何对自己表达善意？

_____

_____

_____

_____

_____

_____

_____

3

我确定

在治愈之旅的风暴中，
我会勇敢地善待自己，
因为我正在学习如何掌舵。

第 4 章

重塑自尊

与自己心底的声音相比，周遭的喧嚣不足为道。

拉尔夫·沃尔多·爱默生

（Ralph Waldo Emerson）

美国思想家、文学家、诗人

　　言语虐待会严重伤害我们的自尊，对我们的日常生活产生负面影响，并对我们的心理健康和人际关系造成长期伤害。偶尔缺乏自信是很正常的，但是持续的虐待会导致一种普遍和泛化的不足感、无用感和缺陷感。在这种极端情况下，低自尊会严重地剥夺我们的自我意识。

自尊是指我们对自我价值的信心。相信自我价值与拥有自尊是紧密相连的。它是关于了解、接纳和欣赏自己。健康的自尊会让我们相信自己有能力克服困难，实现目标，也让我们有勇气去帮助他人。这种舒适的感觉会让我们精力充沛。当我们从言语虐待中痊愈时，我们可以恢复内在重要的自我意识。

提示 4.1

在经历了言语虐待带来的无价值感后，要认识到自我价值是一件非常具有挑战性的事情。当你勇

敢地开始重建自我价值时，重要的是要提醒自己，你
已经走了多远，这个疗愈过程将如何让你获得你应得
的平静——因为你值得，你很重要。觉察自我价值就
是认识到自己作为一个个体有许多美好的品质。想想
这些品质，然后写下 10 件令你与众不同的事情。

1. _____

2. _____

3. _____

4. _____

5. _____

6. _____

7. _____

8. _____

9. _____

10. _____

提示 4.2

著名发展心理学家埃里克·埃里克森（Erik Erikson）指出，对于个体来说，一项重要的人生任务就是获得稳固的自我意识。换句话说，明确的自我认同将带来一致、稳定和安全的生活。强烈的自我意识与了解自己有关。诚实地分析一下你自己，写下你的五个优点和五个缺点。

优点：

1. _____

2. _____

3. _____

4. _____

5. _____

缺点：

1. _____

2. _____

3. _____

4. _____

5. _____

提示 4.3

当我们开始疗愈自己时，我们将获得更强大的
自我意识，以及对真实价值观的清晰洞察。参与由
内在价值驱动的活动有助于你提高自尊，并增强对
那些影响你生活的经历的控制感。如何才能让你的
生活变得更快乐？想想你能参与哪些有助于你治愈

的活动。你可以先从以下几类活动入手。

与朋友、家人和社区建立联系

_____

贴近大自然

_____

关心他人

_____

自我接纳

_____

维护社会公正

_____

发挥创造性

_____

练习 4.1

在你培养自律性的过程中，从小事开始逐渐提高自尊。有什么小目标是你一周可以实现一次的？用一个小的记事本或日历来记录。在这个过程中，你会遇到很多阻力，比如你可能会忘记了目标，或者你会有意识地对自己说："我没辙了，我放弃了。"一旦发生这种情况，就准备好反思自己。

沉思——对某件事进行深入思考——可能会导致你陷入消极想法的黑暗深渊。当我们被自己的想法困住时，我们可能会感到很无力，无法采取有助于我们幸福的合理行动，我们的自尊也会降低。幸运的是，一旦我们能认识到这些想法，我们就可以通过练习来挑战它们，然后重新站起来，重新开始。如果你发现自己的情绪开始起伏不定，参考以下清单，问自己这些问题，并思考自己的感觉如何。

- 我现在的想法是基于事实还是感觉产生的?

- 有证据支持这种想法吗?

- 有什么相反的证据吗?

- 我的朋友会怎么说呢?

- 我会对有这种想法的朋友说什么?

- 是谁告诉我这些的? 我是从哪里得知这些的?

- 这个想法对我有帮助吗? 它能帮助我实现我的目标吗?

- 我是不是过早下结论了?

- 一周后我还会关心这个问题吗? 一个月后呢? 一年后呢?

提示 4.4

马斯洛需求层次理论是亚伯拉罕·马斯洛（Abraham Maslow）提出的一种心理健康理论。它认为需求的满足是有优先顺序的，从生理需求（如食物、水和睡眠）开始，到自我实现和发挥个体的全部潜能（如通过创造性的追求）。自尊必须先于自我实现。自尊包括两方面，其中一方面就是对自己的尊重，包括对荣誉、成就、掌控和独立的需求。想想对自己的尊重包括什么，写下满足每一种需求的过程，以及出现的任何想法和感受。

提示 4.5

当你建立起自尊时，你就是在勇敢地为你的生活和未来负责。写下当你想到自己的责任时的想法和感受。思考一下承担责任的好处和局限性。如果你对自己现在的生活负起责任，会是什么样子？

_____

_____

_____

_____

_____

_____

提示 4.6

信念就是你认为正确的东西,它们会影响你做
什么或者不做什么。如果你相信自己什么都能做
到——我是说任何事——那么你明天会做什么? 5
年或 10 年后呢?

_____

_____

_____

_____

_____

_____

练习 4.2

在马斯洛需求层次理论中，尊重的需求还有另一个方面：渴望得到他人的尊重。在这种需求得到满足之前，我们必须学会尊重自己。尊重自己就是承认自己的尊严，承认自己与生俱来的内在价值——这是所有人与生俱来的权利。

生而为人，保持强大的自我信念是很重要的。发挥你的创造性，制作一张"生而为人"的海报。将以下信念抄写在海报上，并学着内化它们。如果你愿意，你还可以找一张自己年轻时的照片贴在海报上，然后把海报挂在显眼的地方，在整个疗愈过程中温柔地提醒你。

- 我有自主性。

- 我是有价值的。

- 我很可爱。

- 我很强大。

- 我很有责任心。

- 我值得尊敬。

- 我能够成功。

- 我值得拥有幸福。

- 我有存在的权利。

- 我有权玩得开心。

- 我有权茁壮成长。

- 我有权做出对我有利的决定。

- 我有权从错误中吸取教训。

- 我有权让我的生活充满无限可能。

- 我完全有权争取和追求愿望与需要的满足。

- 我完全有权独立思考。

- 我完全有权选择自己的信仰。

- 我完全有权表达我自己。

- 我完全有权证实我自己的想法、感受和

观点。

- 我有权保护自己。

- 我完全有权接纳自己。

- 我完全有权接纳我无法控制的事情。

- 我完全有权恢复健康。

- 我的生活是我自己的。

- 我的生命是有意义的。

- 我的生命是宝贵的。

- 我的生命由我负责。

- 人人生而有价值。

- 人人生而自由。

- 人人生而平等。

- 人人生而不被评判。

提示 4.7

当我们学会自信时，我们总想着别人会做何反应，这会让我们心生恐惧。在应对这些恐惧时，我们会意识到自己需要通过培养勇气来克服什么。要想变得勇敢，你必须首先感受恐惧。当你想到要变得自信时，你在害怕什么？

_____

_____

_____

_____

_____

_____

_____

提示 4.8

自豪感是建立自信的一个重要因素，它能够让我们意识到，我们有能力帮助自己和他人，从而提高自己的价值。自信就是相信自己的能力。你上一次感到自豪和自信是什么时候？

_____

_____

_____

_____

_____

_____

_____

_____

提示 4.9

　　谦逊是一种发自内心的自信，它让你能够庆祝自己的成就，认识到自己的进步，接纳自己的缺点，并知道自己足够优秀。我们的缺点会提醒我们，人无完人，生活是一个不断学习、改进、成长和治愈的过程，而不是到达某个目的地。谦逊是一种对自己、对生活以及对自己的贡献感到满足的状态。你对于生活的哪些方面感觉足够好？你想在哪些方面有所提高？

_____

_____

_____

_____

_____

练习4.3

　　认清你的限制性信念对于增强你的自我意识很重要。限制性信念是我们告诉自己的故事，它会阻碍我们成为想成为的人，阻碍我们做我们想做的事。信念是非常强大的，所以识别出那些不真实的、令我们感到不安全和无力的信念是很重要的。

　　让我感到不安的是＿＿＿＿＿＿＿＿＿＿＿＿＿

　　因为＿＿＿＿＿＿＿＿＿＿＿＿＿＿＿＿＿＿＿

　　潜在的限制性信念是＿＿＿＿＿＿＿＿＿＿＿＿

　　它源自哪里＿＿＿＿＿＿＿＿＿＿＿＿＿＿＿＿

　　有什么证据证明这个信念是不好的？＿＿＿＿

　　＿＿＿＿＿＿＿＿＿＿＿＿＿＿＿＿＿＿＿＿＿

　　让我感觉很糟糕的是＿＿＿＿＿＿＿＿＿＿＿＿

　　因为＿＿＿＿＿＿＿＿＿＿＿＿＿＿＿＿＿＿＿

　　潜在的限制性信念是＿＿＿＿＿＿＿＿＿＿＿＿

它源自哪里_____

有什么证据证明这个信念是不好的?_____

_____

我不能_____

因为_____

潜在的限制性信念是_____

它源自哪里_____

有什么证据证明这个信念是不好的?_____

_____

我不应该_____

因为_____

潜在的限制性信念是_____

它源自哪里_____

有什么证据证明这个想法是不好的?_____

_____

提示 4.10

失败会让人心生恐惧，尤其是当我们很在意它的时候。当我们因失败而遭受严厉的批评时，我们可能会想要放弃，甚至不再去尝试。但当我们承认失败是成长的一部分时，我们的自尊会提高——失败是进步中的成功，是一种经历，并不代表我们的能力。谦逊可以减少自我批评，让我们从错误中学习。想一想，失败对你来说意味着什么？你如何重塑一种支持性的心态，将失败视为你成长的一部分？

_____

_____

_____

_____

提示 4.11

极化思维，即"全或无"思维，是一种常见的防御机制。它可能出现在那些经历过持续的言语虐待的人身上，而且会伤害自尊。你可以通过留意"总是""从不""好"和"坏"这些词来发现这种极端思维。想想你因某件事感到失败的时候。描述一下当时的情况、你的感受，以及你事后对自己说了什么。把你发现的"总是""从不""好"和"坏"圈出来。

_____

_____

_____

_____

_____

_____

提示 4.12

制定有意义的目标能够帮助你提高自尊，并为你找到自己独特的使命和激情铺平道路。当我们处在疗愈过程中时，我们很难从一个更广阔的视角来思考生活，但我向你保证，随着旅程的继续，你的生活图景会变得更加清晰。在你的治愈之旅中，你可以制定一个什么有意义的目标？

_____

_____

_____

_____

_____

_____

练习 4.4

学会自信是重建自尊和获得他人尊重的关键。当你自信的时候，你能够礼貌地表达你的需求，要求你想要的，对不适合你的说"不"，并坚持你认为正确的事情。自信沟通的 3C 原则可以帮助你更有效地沟通。

- 自信（confidence）：相信自己有处理问题的能力。

- 清晰（clear）：传达的信息要清晰易懂。

- 可控（controlled）：以一种冷静和可控的方式传递信息。

当你学习表现自信的时候，自己练习是很有用的。思考一下需要你自信的情况，站在镜子前，摆出一个有力量的姿势——能让你感受到力量的姿势。这是一种培养自信的方法，闭上眼睛，想象一下这个场景。现在睁开眼睛，用 3C 原则作为指导，练习自信的沟通。

提示 4.13

小小的成功对于重拾自尊非常重要。承认每一小步的成就会提高你感受快乐和自豪的能力。作为一种情绪，自豪意味着你的地位提升了，而羞耻则意味着你的地位下降了。小的成功可以帮助你对抗有害的羞耻。写下一个你可以在本周末完成的小目标，并描述一下你将如何庆祝它的实现（温馨提示：获得小的成功一开始可能会让你感觉不太自在，但随着时间的推移和你的练习，它将成为你的一项宝贵的终生技能）。

_____

_____

_____

_____

_____

_____

_____

4

我确定

我拥有自尊，因为我了解
自己、信任自己、尊重自己。
我是独一无二的。

第 5 章

与社群建立联系

没有社群，就没有解放。

奥黛丽·洛德（Audre Lorde）

美国作家

在我们因言语虐待而经历疏离之后，疗愈过程的一个关键部分就是与他人建立联系。在令我们感到安全的群体中寻找联结，为我们的脆弱找一个"容身之所"，是学习活出真实自我的关键因素。你进入的这个社群可以为你提供爱、支持、接纳和归属感。

在忍受了长时间的言语虐待之后，你可能会觉得建立联系是不可能的。一开始，与另一个人或一群人变得亲近的想法可能会让人畏缩。如果你对此有共鸣，要知道你并不孤单。与你的社群建立联系需要勇气。本章将帮助你思考社群的作用，并鼓励你建立联系。这种联系不仅能使你活下来，而且能使你活得更好。

提示 5.1

当你想到"社群"一词时，你会想到什么？你的照顾者、文化和社会给了你关于社群的什么信息？

_____

_____

_____

提示 5.2

　　被孤立可能是遭受虐待的一个黑暗后果——在
我们最需要联系的时候，我们与他人的联系却受限
了。当你被孤立时，感到悲伤和孤独是很常见的。
写下你感受到的孤独是什么样子的。它是如何影响
你的生活和工作的？

_____

_____

_____

提示 5.3

孤独似乎永无尽头，让我们感到无助和沮丧。描述一段让你感到孤独的时光。你当时的信念是什么？当意识到这些感受是暂时的，你将如何挑战这些信念，并鼓励自己与他人建立联系？

_____

_____

_____

_____

_____

_____

练习 5.1

在辩证行为疗法中，反向行为是一种通过做出与情绪冲动相反的行为来转移注意力，从而缓解强烈情绪的技能。步骤如下：

- 识别情绪（例如，"我感到孤独"）；

- 识别伴随这种情绪的冲动（例如，"我有想要与世隔绝的冲动"）；

- 确定行为冲动是否与现实相符（例如，"虽然我感到孤独，但这并不意味着我很孤单"）；

- 如果行为冲动与现实不符，那就使用反向行为技巧（参考下面的例子）。

例如，悲伤告诉你，你正在经历失去；与悲伤相反的行为是行动起来。在你识别出这种感受之后，你可以通过积极的行动来控制它。下次当你感

到非常悲伤的时候，你该怎么做呢？写下三件你能
在室内和室外做的事。

室内

1. _____

2. _____

3. _____

室外

1. _____

2. _____

3. _____

提示 5.4

亲密关系可以被视为两个人之间建立在真实自我基础上的亲密感和联结感。写下亲密关系对你来说意味着什么，包括你想到的任何感觉、想法和信念。

_____

_____

_____

_____

_____

_____

_____

_____

提示 5.5

亲密关系包括向他人敞开心扉。在经历了持续的言语虐待后，试图与他人建立联系会令人心生畏惧。写下当你想到向他人敞开心扉时，心里在害怕什么。此刻，你的恐惧是如何保护你的？

_____

_____

_____

_____

_____

_____

_____

_____

提示 5.6

　　对亲密关系的恐惧通常与在关系中持续经历的失望有关。想想你过去与你信任之人的关系，以及你是如何经历失望的。失望是一种什么感觉？别人没有达到你的什么期望？

_____

_____

_____

_____

_____

_____

_____

_____

练习 5.2

　　在辩证行为疗法中，感受恐惧情绪的反向行为是停止恐惧，并去做哪些让我们恐惧的事情。当我们意识到自己害怕敞开心扉时，我们可以寻找那些让我们觉得最舒服的人来练习反向行为，给我们的脆弱找一个去处。想想谁是你信任的人，并通过与他谈论疗愈过程来练习反向行为。这个人可以是你的朋友、家庭成员，或者有执照的专业治疗师。

　　请注意：在疗愈的早期阶段，只有在你信任的人面前，你才能练习这一技巧。

单枪匹马，杯水车薪；同心一致，其利断金。

海伦·凯勒（Helen Keller）
美国现代作家、教育家

提示 5.7

与社群建立联系包括与朋友和家人重新建立联结。花些时间评估一下你的人际关系，诚实地列出谁能在你的治愈之旅中提供支持。写下谁善于倾听，谁不会打断别人，谁不会给别人提建议。

———————————————————————

———————————————————————

———————————————————————

提示 5.8

你的人际关系会因为言语虐待而变得紧张。写
下你在遭到言语虐待之前与他人的关系，并描述你
的人际关系是如何受到影响的。

_____

_____

_____

_____

提示 5.9

拓展和重建关系是拥有可持续联系的关键。写
下 10 种你可以与你想建立关系的人一起做的事情。

在你的疗愈过程中，与你在意的人一起做这些事情

会是什么样子？

1. _____

2. _____

3. _____

4. _____

5. _____

6. _____

7. _____

8. _____

9. _____

10. _____

练习 5.3

　　创建一个接纳清单，也称为"愿望清单"。接纳新的体验有助于你与社群建立联系。想想接纳新事物会让你产生什么感觉，什么想法？写下接纳它们的好处和局限性。现在，把你在疗愈过程中想获得的 10 种新体验列成一个清单。

好处

1.＿＿＿＿＿＿＿＿＿＿＿＿＿＿＿＿

2.＿＿＿＿＿＿＿＿＿＿＿＿＿＿＿＿

3.＿＿＿＿＿＿＿＿＿＿＿＿＿＿＿＿

局限性

1.＿＿＿＿＿＿＿＿＿＿＿＿＿＿＿＿

2.＿＿＿＿＿＿＿＿＿＿＿＿＿＿＿＿

3.＿＿＿＿＿＿＿＿＿＿＿＿＿＿＿＿

接纳清单

1. _____

2. _____

3. _____

4. _____

5. _____

6. _____

7. _____

8. _____

9. _____

10. _____

提示 5.10

当你重建人际关系时，提高你的沟通技巧是很有用的。那些正在从言语虐待中恢复的人通常都会回避冲突。想想你是如何与他人沟通的？当你想到冲突时，你想到了什么，写下来。你将如何描述你与冲突和沟通的关系？

_____

_____

_____

_____

_____

提示 5.11

当我们开始与他人建立联系时，我们会产生对承诺的恐惧。思考一下，写下你关于"承诺"的想法以及它对你来说意味着什么。在这个过程中，你会产生哪些恐惧呢？

_____

_____

_____

_____

_____

_____

提示 5.12

当你从言语虐待中恢复过来时，练习真诚和直接的沟通是很重要的。想想你是如何用语言来表达你的想法的。你是如何通过真诚的沟通去帮助他人的？在你的疗愈过程中，练习真诚和直接的沟通是什么样子的？

_____

_____

_____

_____

_____

_____

练习 5.4

志愿服务是一种与社群建立联系的好方法。从更大的范围来看，在一个组织里做志愿者会让你感到非常充实和有意义，但你也可以在很多方面回馈他人。在这周考虑一下帮助别人吧，那会是什么样的呢？通过把你的时间奉献给你亲近的人来实践一下吧。

提示 5.13

从言语虐待中恢复是非常困难的，而且你经常会感到被误解。如果你在最孤独的时候，找不到能理解你经历的人，那么互助小组可以成为一种应急的资源。你可以考虑参加一个帮助从言语虐待中恢复的人的互助小组，写下这样做的一些好处和坏处。

好处：

_____

_____

_____

_____

_____

_____

坏处：

_____

_____

_____

_____

_____

_____

5

我确定

我有能力克服恐惧，
并与社群建立联系。

第 6 章

承诺照顾好自己

爱自己是一生浪漫的开始。

奥斯卡·王尔德（Oscar Wilde）

爱尔兰作家

在你的疗愈过程中，你要承诺照顾好自己。发现你的个人价值和韧性是爱自己的最好表现之一。这段个人旅程包括诚实地了解你的过去、关心现在的自己，以及为自己的未来承担责任。当你给了自己想要的照顾，而不是依赖别人来提供照顾时，你就开始做回自己了。爱自己不仅仅是一项需要完成的任务，还是一种新的生活方式。

当你走进一个自己不熟悉的领域时，承诺照顾好自己可能会让你心生畏惧。当你面临严重的自我怀疑或自我批评时，你需要练习耐心和温和的内在指导方法。随着你不断地进步，你可以在坚韧自爱之路上获得满足。

提示 6.1

当你想要承诺照顾好自己的时候，你会想到什么？这个承诺有什么可怕之处？写下你会得到什么和失去什么。

_____

_____

_____

提示 6.2

治愈不是一蹴而就的，需要花些时间。想想时间在你的疗愈过程中意味着什么，写下你对自己任何不切实际的期望。给自己施加压力是什么感觉？对自己有耐心又会是什么样子？

_____

_____

_____

提示 6.3

爱自己对不同的人来说有不同的含义。写下爱自己对你来说意味着什么。你现在是如何爱自己的？你希望未来你如何爱自己？

_____

_____

_____

_____

_____

_____

练习 6.1

学习爱自己的方式，给自己一些爱。愉悦的时

光、肯定的话语、身体接触、送礼物和提供服务等
都是人们表达和接受爱的不同方式。写下用每种方
式向自己表达爱的三个例子。在你的疗愈过程中，
如何使用这些方式来了解自己最在意的是什么？

愉悦的时光

　　1. _____

　　2. _____

　　3. _____

肯定的话语

　　1. _____

　　2. _____

　　3. _____

身体接触

　　1. _____

　　2. _____

3. _____

送礼物

1. _____

2. _____

3. _____

提供服务

1. _____

2. _____

3. _____

提示 6.4

当你从言语虐待中恢复时，照顾好自己可能会让你觉得幼稚或自私。想想过去，当你照顾好自己的时候，你有没有遭受过别人的批评或贬低？你从你的家庭、文化或社会中得到了哪些关于自我照顾的信息？当你认识到照顾自己就是爱自己的时候，你将如何挑战那些内化的信息？

_____

_____

_____

_____

_____

_____

提示 6.5

当你学着照顾自己的时候，把它当作常规之事来做是很重要的。当你听到"常规"这个词时，你想到了什么？对于你要做的常规之事，有哪些限制性信念是可以被挑战的？你可以接受什么样的新想法来帮助持续的疗愈？

_____

_____

_____

_____

_____

_____

提示 6.6

当我们康复后,我们增强了自我意识,也不再那么需要与他人做比较了。与人比较会引发恐慌,突出我们内心的不确定感。比较在你的治愈之旅中是如何体现的?如果你发现你在拿自己和别人比较,并因此感到恐惧,你打算如何照顾自己?

_____

_____

_____

_____

_____

_____

练习 6.2

制作一个爱自己的日历，每天关注自己。不断地审视自己有助于你在内心建立一个基本的支持系统，也有助于制作一个常规清单。当你审视自己时，用下面这个清单作为指导（注意：这些问题只是为了帮助你进行自我觉察——你没有必要采取任何行动）。

- 我感觉怎么样？

- 我正在体验什么情绪？

- 我的身体有什么感觉？

- 我在觉察自己的什么想法？

- 我现在在做什么？

- 此刻对我来说什么是重要的？

- 我现在该如何支持自己？

- 我现在该怎么向自己表达爱？

提示 6.7

在你需要时寻求帮助是照顾自己的一部分。是什么阻止了你寻求帮助？关于寻求帮助，你从你的家庭、文化或社会中得到了哪些信息？在需要帮助的时候，你如何提醒自己求助是一种爱自己的表现？

_____

_____

_____

_____

_____

_____

提示 6.8

治愈的过程就是学习和忘记的过程。在这个过程中，你学到的最令你印象深刻的是什么？当你继续你的治愈之旅时，你想更多地了解什么？你目前想忘记什么，这种经历对你来说有什么影响？你将来想忘记什么？

_____

_____

_____

_____

_____

_____

提示 6.9

照顾好自己是一种平衡行为：既要支持和挑战自己，又要接受当下的自己。你觉得支持自己是什么样子的？挑战自己呢？

_____

_____

_____

_____

_____

_____

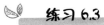 **练习 6.3**

　　有计划的休息和适当仪式感是非常有用的。休息可以帮助你恢复体力和精力。你觉得休息一下如何？拿出你的日历，每周安排一段休息时间。拥有一段屏蔽社交媒体的时间也很重要。

　　如今，社交媒体非常流行，但它会给我们造成额外的压力。对你来说，屏蔽社交媒体会是什么样子呢？想想你该如何安排一段屏蔽社交媒体方面的时间，并把它写在你的日历上。

　　自我照顾的仪式感也很有帮助。想出三件你想每周例行做的事情。它们会是什么？例如清理杂物、动手制作一些东西，或者参与一些能帮助你休息和恢复精力的活动、享用美食或饮料，或者与大自然、你的身体或你的呼吸建立联结。把这些仪式写到你的日历上。

提示 6.10

当我们照顾自己的时候，学习如何接受表扬和赞美是很重要的。你在接受别人的赞美时是什么感觉？你通常有什么反应？你现在能给自己什么赞美呢？

_____

_____

_____

_____

_____

_____

_____

_____

提示 6.11

当我们承诺照顾自己的时候，我们就会意识到我们渴望得到别人应该给予或已经给予我们的照顾。当你想到这些的时候，你想到了什么？你可以用什么方法重新照顾自己，并学会像你认为别人应该照顾你一样照顾自己？

_____

_____

_____

_____

_____

_____

_____

提示 6.12

当你直面痛苦、残酷的现实，并将其融入你的生活故事时，你就是在勇敢地照顾自己。想想现在就直面这个现实。你对这个现实的感受如何？这个新的现实对你来说意味着什么？你现在要怎么照顾自己？

_____

_____

_____

_____

_____

_____

_____

练习 6.4

你可以给自己写一封情书，以这种奇妙的方式来记录你在重拾自我的旅程中的成长。对自己许下一个承诺：在现在或不久的将来照顾好自己。在做出承诺的同时给自己写一封信。你会给人生的这个新篇章起个什么名字？在信开头写上标题。

_____

_____

_____

_____

_____

_____

_____

_____

提示 6.13

责任感是爱自己的基石。当人们负责任地照顾自己时，他们就能看到更广阔的前景。他们知道要如何调整来更好地爱自己，并采取行动。当提到责任感和自我照顾时，你会想到什么？在你的疗愈过程中，你将如何建立与责任感的关系？

6

我确定

我有能力采取行动
来照顾好自己。

结语

祝贺你！你已经读完了这本书，我为你的勇敢点赞！自省是一种非常勇敢、非常令人钦佩的行为。在面对痛苦的根源时，诚实直面的态度可以让疗愈过程更加平和。

与"时间可以治愈一切创伤"的观念相反，治愈最重要的因素是你自己。成长会让人感觉愈合和破碎像是在同时发生。有时，自我照顾意味着不活在当下，这种暂停是可以的。冷漠和渴望独立的感觉也很常见，我们都经历过这样的时刻。我们的治愈之旅充满了波折和起伏。并不是说你没有像你想的那样迅速好转，就意味着你没有在前进。放慢步伐对于康复至关重要，这可能是你能给予自己的最好礼物。

当你继续踏上治愈言语虐待之旅时，记住要选择你自己。这样一来，你就创造了一个空间来治愈自己和自由探索。选择你自己，其他的自会到来。你将创造出内心的安全感，并舒适地生活；你将允许你做真实的自己；你将按照你的价值观生活，释放你的激情，努力实现你的梦想和目标。通过这种持续的练习，你将拥有一个强大的、精确调整过的自我意识，这是独一无二的你。你将准备好拥抱充实的生活，同时在社群中寻找希望的源泉。

请记住，虽然持续的自我治愈之旅可能对某些人有用，但它不一定能引起所有人的共鸣。如果你需要帮助，有执照的专业人士可以通过定期治疗为你提供支持和指导。治愈和康复并没有一个放之四海而皆准的方法，所以请随意尝试各种方法，并从中选择最适合你的一种。

The Verbal Abuse Recovery Journal: Prompts and Practices for Healing

ISBN: 978-1-64876-477-6

Copyright © 2021 by Rockridge Press, Emeryville, California

First Published in English by Rockridge Press, an imprint of Callisto Media, Inc.

Simplified Chinese rights arranged with Callisto Media, Inc. through Big Apple Agency, Inc.

Simplified Chinese version © 2023 by China Renmin University Press.

北京阅想时代文化发展有限责任公司为中国人民大学出版社有限公司下属的商业新知事业部，致力于经管类优秀出版物（外版书为主）的策划及出版，主要涉及经济管理、金融、投资理财、心理学、成功励志、生活等出版领域，下设"阅想·商业""阅想·财富""阅想·新知""阅想·心理""阅想·生活"以及"阅想·人文"等多条产品线，致力于为国内商业人士提供涵盖先进、前沿的管理理念和思想的专业类图书和趋势类图书，同时也为满足商业人士的内心诉求，打造一系列提倡心理和生活健康的心理学图书和生活管理类图书。

《对身边的软暴力说不：如何识别和摆脱情感勒索》

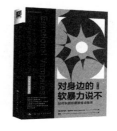

- 剖析情感勒索者行为背后的心理病症与惯用伎俩。
- 识别身边打着爱与关心的旗号企图操纵你的情感勒索者。
- 彻底改变令人窒息的亲密关系和人际关系。

《拥抱受伤的自己：治愈心理创伤之旅》

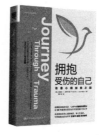

- 一本助你重新拼起心理碎片，从创伤中走出，重获完整自我的专业指南。
- 哈佛医学院研究员、心理学家施梅尔泽博士近30年重复性创伤治疗经验的集大成之作。
- 北京师范大学心理学教授、博士生导师、中国首批创伤治疗师王建平教授作序推荐。

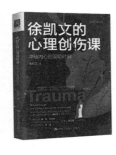

《徐凯文的心理创伤课：冲破内心的至暗时刻》

● 中国心理学会临床心理学注册工作委员会秘书长、北京大学临床心理学博士徐凯文十年磨一剑倾心之作。

● 我们假装一切都好，但事实并非如此。

● 受到伤害不是你的错，但从创伤中走出却是你的责任。

《与情绪和解：治愈心理创伤的AEDP疗法》

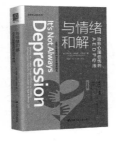

● 这是一本可以改变人们生活的书，书中探讨了我们可以怎样治疗心理问题，怎样从防御式生活状态变为自我导向、目的明确且自然本真的生活状态。

● 学会顺应情绪，释放情绪，与情绪和谐相处，让内心重归宁静，让你在受伤的地方变得更强大。

《既爱又恨：走近边缘型人格障碍》

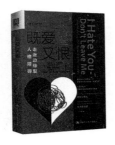

● 一本向公众介绍边缘人格障碍的专业书籍，从理论和实践上都进行了系统的阐述，堪称经典。

● 有助于边缘型人格障碍患者重新回归正常生活，对维护社会安全稳定、建设平安中国具有重要作用。